NOTICE

SUR L'EMPLOI

DE L'EXTRAIT AQUEUX

DE LA RACINE DE COLOMBO

DANS LE CHOLERA.

NOTICE

SUR L'EMPLOI

DE L'EXTRAIT AQUEUX

DE LA RACINE DE COLOMBO

DANS LE CHOLÉRA,

ADRESSÉE A L'ACADÉMIE DE MÉDECINE,

par G. Hoppé,

MEMBRE DU BUREAU DE SECOURS DU QUARTIER DU TEMPLE;

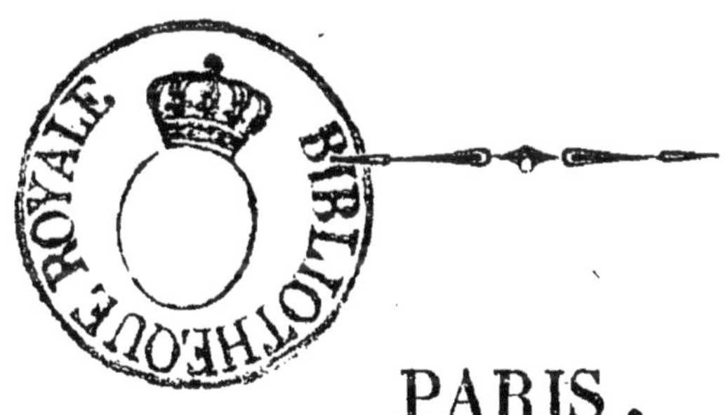

PARIS,

IMPRIMERIE DE CHAIGNIEAU JEUNE,

RUE SAINT-ANDRÉ-DES-ARCS, N° 42.

1832.

MESSIEURS ,

Dans les circonstances pénibles où nous nous trouvons placés, j'ai cru devoir, Messieurs, vous soumettre quelques uns des résultats heureux que j'ai obtenus de l'emploi de l'extrait de Colombo. Cet aperçu n'est point aussi complet que je l'aurais désiré ; mais je crois que tout médecin consciencieux doit apporter, autant qu'il est en lui, le résultat de ses observations pour mettre ses collègues à même d'en juger le plus ou moins d'importance. Vous voudrez bien, Messieurs, vous rappeler que, n'étant pas né Français, mon style peut présenter quelques imperfections.

Parmi les accidens qui surviennent dans le choléra, l'un des plus remarquables et dont les conséquences deviennent souvent funestes, sont les contractions de l'estomac. En effet, alors que les vomissemens ont été plus ou moins abondans et prolongés, on les voit tout-à-coup cesser, et le malade faire des efforts infructueux pour vomir. Rarement alors il s'échappe, avec des efforts violens, quelques gorgées d'une bile épaisse, poisseuse, d'un vert foncé, mêlée de mucosités qui ressemblent, par l'aspect, à une petite quantité d'épinards mêlés à des blancs d'œufs; l'estomac est très-douloureux; la région du foie est sensible, et une chaleur mordicante s'y fait sentir; un hocquet horriblement fatiguant accompagne très-fréquemment les autres accidens. Le malade se plaint, en outre, d'avoir mal à la gorge, et d'une douleur brûlante dans l'œsophage. Pour peu alors qu'on examine l'intérieur du gosier, on trouve le pharynx, la langue, les gencives et les lèvres desséchées, brunâtres, la soif est intense.

Existe-t-il simplement alors irritation vive du foie et de l'estomac? Certes on ne saurait nier qu'il existe une irritation vive de ces deux organes; ce qu'annoncent assez une soif ardente, les douleurs atroces et les convulsions de l'estomac. Mais une considération importante est celle-ci : La bile secrétée par le foie malade, ne devient-elle pas elle-même une cause secondaire d'irritation ? On sait que, dans un grand nombre de cas, la bile acquiert des qualités et un aspect tout différent de celui qu'elle a dans l'état normal, comme vous avez été, Messieurs, sans doute à même de le constater plusieurs fois. Il n'est personne de vous qui n'ait trouvé la vésicule remplie d'un liquide dont la consistance , la couleur n'aient varié depuis le noir jusqu'à la diaphanéité , et qui , au toucher , n'ait fait éprouver la sensation du corps le plus onctueux, jusqu'à un liquide susceptible de déterminer , par son âcreté , des éruptions sur les doigts qui le touchaient. J'ai donc cru , d'après des observations nombreuses , qu'en ce cas, il pourrait être utile *de ramener , sinon à l'état normal , du moins de neutraliser l'action de cette bile poisseuse et âcre , qui , par sa présence , accroît les accidens.*

Sachant qu'il avait été fait des expériences sur la bile , par Percival et par d'autres , j'ai cru devoir les répéter pour m'assurer de leur exactitude , et avant de l'employer dans un cas aussi grave que le précité.

M. Lesage, pharmacien , a fait, d'après mes indications, les expériences, et a rédigé le rapport suivant :

ESSAIS FAITS *sur la bile humaine, pour tendre à en prévenir la putréfaction, et à la détruire lorsqu'elle est développée.*

« La bile humaine, dans son état normal,
« se putréfie facilement lorsqu'elle est ex-
« posée à une chaleur de 20° R. ; mais si
« on la mêle à une teinture alcoholique de
« racine de colombo, ou à une décoction
« de la même racine, on en retarde la pu-
« tréfaction d'une manière sensible au mo-
« ment du mélange, mais qui devient vrai-
« ment surprenante après quelque temps de
« contact.

« Plusieurs essais réitérés ont été faits de
« la manière suivante, et je me suis assuré
« qu'une forte décoction de colombo agissait
« d'une manière absolument identique avec
« la teinture.

« La bile contenue dans une vésicule hu-
« maine a été partagée en *quatre*, et trai-
« tée ainsi : Dans un quart, j'ai ajouté de
« la teinture, dans l'autre de la décoction,
« et les deux autres sont restées sans addi-
« tion aucune ; le tout est resté en repos
« pendant trente-six heures, dans un lieu
« convenable pour développer la putréfac-
« tion. Les parties qui étaient sans addi-
« tion, répandaient une odeur infecte et
« dégagaient des bulles de gaz, résultat
« de la décomposition ; les deux autres ne
« donnaient aucun des signes précités, sur-
« tout celle où avait été ajoutée la teinture
« alcoholique.

« Voulant m'assurer si le *Colombo* se bor-
« nait à prévenir la putréfaction, j'en ai
« ajouté aux deux doses putréfiées, pres-
« qu'aussitôt l'odeur a disparu dans celle où
« avait été ajoutée la teinture ; mais elle a
« persisté dans celle où l'on avait ajouté que

« de la décoction faible de Colombo. Vou-
« lant savoir si une plus forte dose de cette
« racine agirait sur ce liquide, j'ai fait une
« solution très-chargée d'extrait de Colombo
« qui a été ajoutée à la bile putréfiée, et
« mon attente a été couronnée du plus grand
« succès, *en voyant la bile reprendre à l'instant*
« *même son état normal.*

L'extrait aqueux de la racine de Colombo
prévient et arrête la fermentation qui se dé-
veloppe quelquefois dans les premières voies,
dans le cas d'aigreurs, d'indigestions, etc.
Percival l'employait, comme vous le savez,
Messieurs, avec les plus grands succès dans
les diarrhées, dyssenteries et vomissemens
de différentes natures. D'après les propriétés

accordées à la racine de Colombo, par Richard, Barbier, Percival, Hecker, et beaucoup d'autres, j'étais conduit, par induction, à mettre en usage *l'extrait aqueux* de cette racine au moment où surviennent les accidens formidables dont j'ai parlé au commencement de ce mémoire.

Cet extrait agit de deux manières, par-conséquent son action doit se diviser en deux modes; l'une en une action *directe* et chimique sur les matières contenues dans l'estomac et les intestins, dont il change *instantanément* les qualités, puisque, de liquides, blanchâtres et savoneuses, il les fait passer à un état bien assez foncé et plus consistant. Quant à la manière d'agir sur la muqueuse, il en modifie essentiellement l'action organique, puisqu'il fait cesser immédiatement les contractions et la douleur presque insupportable, et change la nature des secrétions en suprimant les nausées.

Madame A...., âgée de trente-deux ans , enceinte de cinq mois , était , depuis deux jours , en proie aux accidens du choléra , quand les vomissemens vinrent à cesser tout-à-coup , l'épigastre devenait sensible au point de ne pouvoir supporter le poids de la chemise ; elle rendit , avec des efforts inouis , quelques gorgées d'une bile poisseuse ressemblant à un mélange d'épinards et de blancs d'œuf. La douleur et les contractions de l'estomac, qu'accompagnaient un hocquet fréquent et un développement de gaz qui s'échappaient par intervalles, me donna l'idée d'employer *l'extrait de la racine de Colombo* , dont j'usai de la manière suivante , *pendant deux heures seulement :*

Rx : Extrait aqueux de Colombo ,   1 gros.
     Mucilage de gomme arabique ,   2 onces.
     Eau distillée de cerises noires ,   1/2 gros.

Mêlez ; à prendre par cuillerée à café , tous les quarts d'heure.

Je fis simultanément une application de qua-
torze sangsues à l'épigastre, que je fis tomber
au bout d'un quart d'heure de leur apposition
et arrêter l'écoulement, pour produire *simplement une révulsion*. Immédiatement après
l'usage de ces deux moyens, les symptômes
de l'irritation gastrique et hépatique cessèrent,
les évacuations alvines qui, jusqu'à ce moment
étaient blanchâtres et savonneuses, devinrent
tout-à-coup brun foncé et plus consistantes ;
l'état de la malade s'améliora aussitôt. Vingt-
quatre heures après, les mêmes accidens,
mais à un dégré beaucoup plus faible, se
reproduisirent. Je fis reprendre seulement
deux cuillerées à café de la potion prescrite,
et les accidens disparurent *entièrement*.

Une observation fort importante à faire ici,
est qu'il ne faut administrer l'extrait de la
racine de Colombo, qu'à l'instant où les signes
précités indiquent l'existence de la bile poisseuse dans l'estomac.

Si l'on demande pourquoi j'emploie de préférence *l'extrait aqueux de Colombo*, à la poudre, la teinture ou à la décoction, je répondrai :

Que la poudre de Colombo, pour agir, a besoin d'être délayée par les sucs gastriques, ce qui en empêche l'effet immédiat, elle contient en outre des principes inutiles tels que la fibrile qui, par sa présence, peut être une cause mécanique d'irritation. L'expérience prouve que, dans son usage, l'on a à redouter l'expulsion par le vomissement;

Quant à la teinture, je la considère comme nuisible par rapport à son excipient. Elle se trouve privée du principe féculent, et peut-être aussi d'un des principes animaux qu'elle contient (*).

(*) La racine de Colombo, contient d'après Planche,

1°. De l'amidon, qui forme le tiers du poids de la racine;

La décoction serait, sans contredit, bien préférable à la poudre et à la teinture, mais son administration présente quelques inconvéniens encore, en ce que la décoction peut être plus ou moins chargée de principes actifs, et demande à être administrée à plus haute dose, ce qui surcharge l'estomac irrité, et fait qu'elle se trouve souvent rejetée par le vomissement.

2°. Une matière de nature animale, très-abondante ;

3°. Une matière jaune, amère, indécomposable ;

4°. De l'huile volatile en petite quantité ;

5°. De la chaux et de la potasse, probablement combinés à l'acide malique ;

6°. Du sulfate et du muriate de potasse ;

7°. Du tissu ligneux dans les mêmes proportions que l'amidon ;

8°. De la silice et des traces de phosphate de chaux, et d'oxide de fer.

Voyez : Bulletin de Pharmacie, tom. III, pag. 289. (N°. VII. 3ᵉ Année, Juillet 1811.)

L'extrait aqueux, au contraire, présente l'avantage de contenir tous les principes actifs, d'agir immédiatement, et de pouvoir être administré sous un plus petit volume et à une dose toujours exacte, ce qui a dû me faire donner la préférence *à l'extrait* sur toute autre préparation.

J'invoque ici le témoignage de M. le docteur Campardon, qui, témoin des succès que j'obtenais par l'emploi dudit extrait, a été conduit à le mettre en usage dans des cas analogues, et qui a bien voulu me transmettre plusieurs observations recueillies par lui.

PREMIÈRE OBSERVATION,

Recueillie par M. le docteur Campardon.

Madame B..., âgée de 49 ans, d'une très-forte constitution, jouissant ordinairement d'une bonne santé, fut prise, sans cause aucune, d'un dévoiement de matières noires et

2

fétides *sans coliques*; sous l'influence de demi lavemens opiacés, ce dévoiement cessa à la fin du second jour de son apparition; mais bientôt cette femme fut atteinte de violentes coliques, de déjections alvines; les membres se refroidirent, les crampes survinrent, les yeux s'enfoncèrent dans les orbites, la face se grippa. Les secours les plus prompts et les mieux entendus lui furent administrés dès le début de la maladie; la réaction ne tarda pas à arriver. Néanmoins les vomissemens et le dévoiement persistaient avec une intensité remarquable; les douleurs étaient inouies; plusieurs moyens avaient été mis en usage pour les faire cesser, et jusqu'alors aucun n'avait réussi. Pendant ses efforts, la malade n'avait rendu que quelques parcelles d'une matière verdâtre, que M. le docteur Hoppé compare avec justesse à des *épinards hâchés*; je crus que le moment d'administrer l'extrait de Colombo était arrivé; je fis faire une potion composée ainsi qu'il suit :

Mucillage de gomme arabique.   *2 onces.*
Extrait de Colombo. . . . . . .   *1 gros.*
Sirop simple. . . . .   *1 once.*

A prendre par cuillerées à café tous les quarts-d'heure, pendant la première. La première et la deuxième cuillerée n'amenèrent aucun résultat; mais à la troisième, la malade vomit, sans grands efforts, le quart d'une cuvette d'un liquide noir-brun. Depuis ce moment les vomissemens s'éloignèrent, les selles, de liquides devinrent épaisses et fétides ainsi que chez les sujets des autres observations. L'estomac cessant d'être irrité par la bile, cessa aussi de se contracter, et la malade entra bientôt en pleine convalescence.

DEUXIÈME OBSERVATION,

Du même.

Partenaers (Jean), âgé de 50 ans, Belge, domicilié rue Saint-Maure, n°. 58, ouvrier fabricant de nécessaires pour la garde nationale, fut pris, dans la matinée de tous les symptômes du choléra asiatique. Appelé sur-le-champ, je me hâtai de lui prodiguer les secours que sa position exigeait. Mes efforts parvinrent à amener une réaction assez forte pour me permettre d'employer les antiphlogistiques ; mais les vomissemens contre lesquels vainement j'avais employé la glace, l'ipécacuanha et le tartre stibié, persistaient ; j'administrai l'extrait de Colombo, et, comme par enchantement, le malade se trouva soulagé, les excrétions de l'estomac et de l'intestin changèrent de nature. Dès ce moment, le malade commença à jouir de quelques instans de sommeil, la faiblesse fut combattue par des bouillons coupés, le vin de Bourgogne, l'eau de Seltz ; et aujourd'hui ce malade est complètement guéri.

TROISIÈME OBSERVATION,

Du même.

Madame G....., âgée de 28 ans, blanchis-
seuse de fin, rue Folie-Méricourt, n°. 12, fut
atteinte de l'ensemble des symptômes aux-
quels on a donné le nom de choléra-morbus,
dans la matinée du 14 avril. Les personnes
de sa famille qui l'entouraient, s'empressèrent
de la couvrir de laine, de la bassiner, de telle
sorte qu'elle ne tarda pas à avoir une sueur
extrêmement abondante. Les artères radiales
battaient avec force, la face cependant n'était
pas rouge, les vomissemens nuls, les contractions de l'estomac très-douloureuses et
souvent répétées, les déjections alvines abon-
dantes, la région épigastrique très-doulou-
reuse; je fis appliquer des sangsues sur l'estomac et j'administrai la potion avec l'extrait
de la racine de Colombo, mais ce médicament
qui, la veille encore m'avait si bien réussi,
échoua complètement cette fois parce que je

n'avais pas saisi l'indication, c'est-à-dire que j'avais administré le Colombo beaucoup trop tôt, que je n'avais pas attendu la matière verdâtre pour la neutralisation, de laquelle seule cette racine doit être donnée, etc. etc.

QUATRIÈME OBSERVATION,

Du même.

Bertou, maçon, âgé de 37 ans, d'une très-forte constitution, fut frappé le 20 du courant du choléra, d'une manière si subite et si inattendue, qu'en quelques heures le malade fut à l'extrémité. Cependant des secours prompts et assidus amenèrent une réaction, à la suite de laquelle une large saignée lui fut faite : jusques-là ce malade n'avait pas encore vomi, mais il se plaignait d'une douleur très-vive à l'épigastre; des sangsues, des cataplasmes, n'avaient produit aucun soulagement; un vomissement survint; le liquide vomi était clair; çà et là on apercevait quelques flocons blanchâtres , semblables à du lait caillé ; à ce premier vomissement en succédaient d'autres, qui, pas plus que le premier, n'avaient calmé la douleur. Bientôt le malade cessa de vomir, mais les efforts ou plutôt les convulsions du ventricule n'en furent que plus violentes ; la glace à l'extérieur sembla un instant enchaîner la violence des douleurs, mais ce mieux ne fut que de courte durée ; quelques matières verdâtres et pour moi caractéristiques de la présence de la bile dans l'estomac, me portèrent à administrer pour la quatrième fois, l'extrait de la racine de Colombo ; le résultat que j'en avais obtenu déjà plusieurs fois, fut le même, c'est-à-dire qu'à la cinquième cuillerée le malade ne faisait presque plus d'efforts ; de temps en temps l'estomac semblait vouloir se convulser de nouveau ; je fis prendre à doses plus rapprochées, de cette potion, et sous son influence, les accidens disparurent. Le 27, le malade prit un potage, et le 1er mai il reprit son travail.

Je me propose de vous communiquer, Messieurs, un plus grand nombre encore d'observations circonstanciées qui vous démontre-
ront les avantages réels que l'on peut obtenir
de l'emploi de *l'extrait aqueux de la racine
de Colombo.*

Veuillez agréer, Messieurs, l'hommage
de la haute considération, avec laquelle,
J'ai l'honneur d'être,

Votre très-humble et très-
obéissant serviteur,

G. HOPPÉ

(Membre du Bureau de Secours du quartier du Temple.)